BEI GRIN MACHT SICH IHR WISSEN BEZAHLT

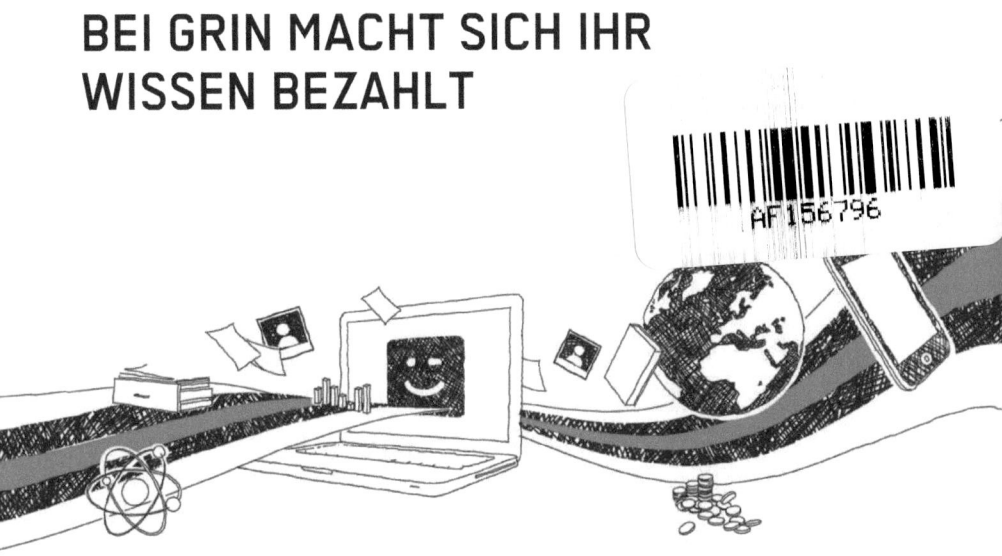

- Wir veröffentlichen Ihre Hausarbeit, Bachelor- und Masterarbeit

- Ihr eigenes eBook und Buch - weltweit in allen wichtigen Shops

- Verdienen Sie an jedem Verkauf

Jetzt bei www.GRIN.com hochladen und kostenlos publizieren

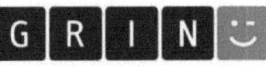

Verdachtsdiagnose Demenz. Untersuchungen für einen verwirrten Rentner ohne körperliche Auffälligkeiten

Eine Fallstudie

Olivia Keil

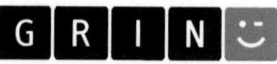

Bibliografische Information der Deutschen Nationalbibliothek:

Die Deutsche Nationalbibliothek verzeichnet diese Publikation in der Deutschen Nationalbibliografie; detaillierte bibliografische Daten sind im Internet über http://dnb.d-nb.de abrufbar.

ISBN: 9783346225849
Dieses Buch ist auch als E-Book erhältlich.

© GRIN Publishing GmbH
Nymphenburger Straße 86
80636 München

Druck und Bindung: Books on Demand GmbH, Norderstedt Germany
Gedruckt auf säurefreiem Papier aus verantwortungsvollen Quellen

Das vorliegende Werk wurde sorgfältig erarbeitet. Dennoch übernehmen Autoren und Verlag für die Richtigkeit von Angaben, Hinweisen, Links und Ratschlägen sowie eventuelle Druckfehler keine Haftung.

Das Buch bei GRIN: https://www.grin.com/document/918712

Fallstudie

Verdachtsdiagnose Demenz sowie weitere Untersuchungen für einen 72-jährigen verwirrten Rentner ohne körperliche Auffälligkeiten

Modul: Biologische Psychologie und Medizinische Grundlagen

Studiengang: 172 Master Prävention und Gesundheitspsychologie (M.Sc.)

vorgelegt von: Keil, Olivia

SRH Fernhochschule

Abgabedatum (online): 15.04.2020

Inhaltsverzeichnis

1. Einleitung

1.1. Problemstellung

Demenz ist eine sich vor allem bei älteren Menschen entwickelnde Erkrankung. Sie verstetigt sich über mehrere Jahre schleichend und bringt unumkehrbar sich verschlechternde Beeinträchtigungen für die Betroffenen mit sich. Sie leiden enorm an einem kontinuierlichen Verlust des Gedächtnisses sowie Einbußen weiterer kognitiver Fähigkeiten wie zum Beispiel dem Orientierungs- oder Sprachvermögen. Dadurch benötigen sie im Laufe der Jahre zunehmend Hilfe zur Bewältigung von alltäglichen Aufgaben, letzten Endes sogar Ganztagspflege, was sowohl für die Angehörigen als auch für unser Gesundheitssystem sehr belastend ist.

Zur Diagnostik sind verschiedenste Untersuchungen durchzuführen. Behandlungs- und Therapiemöglichkeiten ermöglichen für den Großteil der Demenzerkrankungen jedoch nur kurzfristig und begrenzt eine Verbesserung. Der kontinuierliche Abbau geistiger Leistungsfähigkeit ist nach derzeitiger Forschungslage nicht aufzuhalten.

Im Jahr 2016 waren nach Schätzungen der Deutschen Alzheimer Gesellschaft e.V. (2018) bereits knapp 1,63 Millionen der über 65-Jährigen in Deutschland an Demenz erkrankt. (S. 1) Zwei Drittel der Betroffenen sind weiblich, was an der höheren Lebenserwartung und des geringeren Sterberisikos der Frauen liegt.

Jährlich erkranken Schätzungen zufolge mehr als 300.000 Menschen neu an Demenz.[1] Im Hinblick auf die sich verändernde demographische Entwicklung sowie die sich erweiternde Lebenserwartung der Bevölkerung werden Demenz sowie die Schaffung von Pflegekapazitäten für die Betroffenen in Zukunft eine immer größere Rolle spielen.

So werden nach Vorausberechnungen unter Betrachtung der Entwicklung des Lebensalters und Zuwanderung nach Deutschland verschiedene Prognosen über die zukünftigen Erkrankungszahlen aufgestellt. Schätzungsweise sind im Jahr 2050 in etwa 3,13 Millionen von den über 24,0 Millionen über 65-jährigen Menschen in Deutschland dement, was dem Thema besondere Wichtigkeit verschafft.[2]

---

[1] Vgl. *Deutsche Alzheimer Gesellschaft e.V.* (2018), S. 3
[2] Vgl. *Deutsche Alzheimer Gesellschaft e.V.* (2018), S. 5

4

1.2. Zielsetzung

Im Rahmen dieser Hausarbeit wird ein Überblick über die Thematik Demenz gegeben, indem verschiedene theoretische Hintergründe und Besonderheiten aufgeführt werden. Vor allem hinsichtlich der Diagnostik von Demenz wird auf verschiedene ähnliche Beschwerdebilder sensibilisiert und eine Art Leitfaden erläutert, wie vorzugehen ist. Im Rahmen einer Fallstudie, einem 72-jährigen Rentner mit Demenz-Symptomatik, wird die Theorie illustrativ in die Praxis übertragen.

Nach Festlegung einer konkreten Verdachtsdiagnose des ICD-10 werden weitere Untersuchungen vorgeschlagen, die in der Praxis zur Bestätigung der Diagnose dienlich sind.

1.3. Aufbau dieser Arbeit

Zu Beginn dieser Arbeit werden die theoretischen Grundlagen hinsichtlich der Definition und verschiedene Formen des Demenz-Syndroms erläutert sowie die Abgrenzung zu ähnlichen Beschwerdebildern vorgenommen. Es werden weiterhin das Vorgehen im diagnostischen Prozess sowie weiterführend Behandlungsmöglichkeiten, jeweils am Beispiel der Alzheimer-Demenz, aufgeführt. Im Anschluss daran wird die Theorie in die Praxis übertragen: an einem Beispielsfall wird die Ausgangssituation beschrieben und analysiert, sodass nach Abwägung der infrage kommenden Alternativen letztlich eine Verdachtsdiagnose gestellt wird. Hiernach werden weitere Untersuchungen vorgeschlagen, die Ergebnisse dargestellt und evaluiert.

Im anschließenden Diskussionsteil werden die Ergebnisse der Fallstudie im Hinblick auf die zuvor genannten theoretischen Grundlagen kritisch reflektiert. Abschließend folgt eine Kurzzusammenfassung der praktischen Relevanz dieser Arbeit sowie ein Ausblick in die weitere Entwicklung und Bedeutung der behandelten Themen in der Zukunft.

2. Theoretische Grundlagen

2.1. Definition, Abgrenzung und Formen von Demenz

Bei einem Demenzsyndrom kommt es zu einem pathologischen Abbau eines vorher vorhandenen kognitiven Leistungsvermögens aufgrund einer chronischen oder fortschreitenden Krankheit des Gehirns.

Demenz kann diagnostiziert werden, wenn eine Beeinträchtigung des Kurz- und Langzeitgedächtnisses sowie zusätzlich mindestens eine weitere Störung höherer kortikaler Funktionen wie bspw. des abstrakten Denkens, Rechnens, Sprechens, Urteilsvermögens, der Orientierung, Auffassung, Bewegungsfähigkeit (Apraxie) und/oder der Lernfähigkeit vorliegt.[3]

Diese beeinträchtigen die Alltagsfunktionen, berufliche Kompetenzen sowie ggf. auch das Sozialverhalten, die emotionale Kontrolle und die Motivation des Betroffenen. Die Symptome müssen für mindestens sechs Monate bestehen und dürfen nicht nur während eines Delirs oder anderen Bewusstseinsstörungen auftreten.[4] Das Bewusstsein ist bei Demenzen nicht getrübt.

Unter allgemeinen Verwirrtheitszuständen und Delirien werden unspezifische hirnorganische Syndrome verstanden, die sich durch Aufmerksamkeits- und Bewusstseinsstörungen, kognitive Defizite, psychomotorischen, emotionalen und affektiven Störungen sowie Störungen des Schlaf-Wach-Rhythmus kennzeichnen. Ein Delir ist darüber hinaus zusätzlich durch das Auftreten von Halluzinationen und vegetativen Störungen abzugrenzen.[5]

Sie können bspw. während des Entzugs von übermäßigem Alkoholkonsum oder psychotropen Substanzen, aber auch als Nebenwirkungen verschiedener Medikamente wie bspw. anticholinerger Neuroleptika, trizyklischen Antidepressiva oder Lithium entstehen. Infekte, depressive Episoden, Störungen im Elektrolyt- und Wasserhaushalt,

---

[3] Vgl. *Block* (2018), S. 138
[4] Vgl. *Block* (2018), S. 138
[5] Vgl. *Rösler* (2009b), S. 140

Umgebungswechsel oder auch Hör- und Sehstörungen können ebenfalls die Ursache sein.[6]

Dahingehend lassen sich die entsprechenden Symptome mit der Ursachenbereinigung relativ kurzfristig beeinflussen.

Weiterhin abzugrenzen ist die pathologische Demenz gegenüber der Alterssenilität, die im Rahmen des Alterungsprozesses auf natürliche Art und Weise zum Vorschein tritt. Beim Altern kommt es auf physiologischer Ebene zu einem Rückgang der Leistungs- und Kompensationsfähigkeit des Körpers, aufgrund des natürlichen und irreversiblen Verfalls der Zellen (Biomorphose).[7] Hieraus ergeben sich in der Folge bspw. Immunschwächen oder Erschöpfungs- und Müdigkeitszustände sowie psychologische Veränderungen wie der Verlust der Merkfähigkeit oder Starrsinn.

Neben den kognitiven Symptomen zeigen sich oftmals bei allen Stadien der Demenz weitere affektive, neuropsychiatrische Verhaltenssymptome, wie bspw. Depression, Angst, Aggressivität, Reizbarkeit, ein reduziertes Aktivitätsniveau wie Apathie, oder auch ein gesteigertes Aktivitätsniveau wie Herumwandern, Schreien, Hyperaktivität, neurovegetative Veränderungen wie bspw. ein gestörter Schlaf-Wach-Rhythmus, verändertes Essverhalten, Hypo- oder Hypersexualität oder auch produktiv-psychotische Störungen wie Wahn, Halluzination oder wahnhafte Missidentifikation.[8]

Der Schweregrad der Demenz wird in leicht (beginnend), mittel und schwer eingeteilt. Bei einer leichtgradigen Demenz ist die Fähigkeit zur selbständigen Lebensführung weitestgehend erhalten, da vorrangig Beeinträchtigungen des Kurzzeitgedächtnisses und ggf. leichte Orientierungs-, Wortfindungs- oder Strukturschaffungsstörungen vorliegen. Beeinträchtigungen bei der Arbeit und in sozialen Aktivitäten sind bereits spürbar. So können Sie den Inhalt von Gesprächen nicht vollständig wiedergeben, verlegen Gegenstände oder benötigen Hilfe bei komplizierteren Sachverhalten.[9]

---

[6] Vgl. *Rösler* (2009b), S. 141
[7] Vgl. *Kruse* (2017), S. 40
[8] Vgl. *Forstmeier/Roth* (2018), S. 7
[9] Vgl. *Deutsche Alzheimer Gesellschaft e.V.* (2016)

Bei einer mittelschweren Demenz treten größere Schwierigkeiten auf, sodass bereits mehrere Stunden täglich Pflege nötig werden. So benötigen die Betroffenen Unterstützung bereits bei einfachen alltäglichen Aufgaben wie einkaufen und Mahlzeiten zubereiten. Viele beginnen unter Sprachstörungen zu leiden und demnach schwer zu verstehen. Gleichzeitig verblassen die Erinnerungen des Langzeitgedächtnisses, sodass die Betroffenen nicht mehr wissen, wer sie sind, wie alt sie sind, dass sie krank sind, wer zur eigenen Familie gehört, etc. Außerdem fühlen sie sich zunehmend in Unruhe und zeigen ggf. wie vorher beschrieben gereizte und aggressive Verhaltensweisen.[10]

Bei einer schweren Demenz ist überwiegend permanente Pflege notwendig. Es „besteht ein hochgradiger geistiger Abbau, die Sprache beschränkt sich nur noch auf wenige Wörter oder versiegt ganz. Die Demenzkranken sind bei allen Verrichtungen des täglichen Lebens auf Hilfe angewiesen. In der Regel geht die Kontrolle über Blase und Darm sowie über die Körperhaltung verloren. Viele können nicht mehr ohne Hilfe gehen, brauchen einen Rollstuhl oder werden bettlägerig. Es können Versteifungen in den Gliedmaßen, Schluckstörungen und Krampfanfälle auftreten."[11]

In der Literatur wird hinsichtlich der Entstehung von Demenz zwischen primärer und sekundärer Demenz unterschieden, die im Folgenden näher beleuchtet werden:

„Die primäre Form kann bedingt sein durch:

1. degenerative Veränderungen, z.B. die Alzheimer-Krankheit und die frontotemporale Demenz,
2. vaskuläre Veränderungen, z.B. die Multiinfarktdemenz und die subkortikale arteriosklerotische Enzephalopathie sowie
3. Mischformen aus degenerativen und vaskulären Veränderungen."[12]

Alzheimer-Demenz

„Bei der Alzheimer-Demenz steht eine schwere Gedächtnisstörung im Vordergrund, die Persönlichkeit ist dagegen über lange Zeit recht gut erhalten."[13]

---

[10] Vgl. *Deutsche Alzheimer Gesellschaft e.V.* (2016)
[11] *Deutsche Alzheimer Gesellschaft e.V.* (2016)
[12] *Paula* (2014), S. 129
[13] *Block* (2018), S. 138

Seinen Namen bekam sie von dem „Münchner Neurologen Alois Alzheimer, der 1906 erstmals die charakteristischen Veränderungen im Gehirn einer verstorbenen Patientin beschrieben hatte. Dabei bilden sich Protein-Ablagerungen im Hirngewebe, so genannte Amyloid-Plaques zwischen den Nervenzellen und faserförmig verklumpte so genannte Tau-Proteine innerhalb der Zellen. Möglicherweise tragen diese Ablagerungen dazu bei, dass die Nervenzellen absterben und Signale zwischen den verbliebenen Nervenzellen nicht mehr richtig weitergeleitet werden."[14]

Es gibt hierzu widersprüchlich auch Fälle, bei denen die Untersuchungen der Gehirne von den Verstorbenen identische Ablagerungen hervorbrachte, während sie zu Lebzeiten nicht an den Symptomen einer Alzheimer-Demenz litten. Die Forschungslage zur Entstehung ist noch nicht eindeutig.

„Der klinische Verlauf der Alzheimer-Demenz beträgt im Mittel ca. 8 Jahre (Spannweite 2–15 Jahre). Während der ersten 2 Jahre kann das Fortschreiten sehr gering sein, sodass die Symptomatik stabil wirkt. [...] Ein präseniler (vor dem 65. Lebensjahr) oder seniler (nach dem 65. Lebensjahr) Krankheitsbeginn hat keinen wesentlichen Einfluss auf den Krankheitsverlauf."[15]

Die Differenzialdiagnose zwischen bspw. Alzheimer-Demenz in der Anfangsphase und Depression ist nicht immer leicht, da auch bei letztgenannter kognitive Defizite auftreten.[16] Auf die Kriterien einer Depression wird im Rahmen dieser Arbeit jedoch nicht weiter eingegangen.

Frontotemporale Demenz
Die Störung des Gedächtnisses steht hier zunächst im Hintergrund. Es lassen sich drei Untertypen unterscheiden:

Zum einen gibt es die frontotemporale Verlaufsform, welche sich durch frühe Verhaltensauffälligkeiten mit Apathie, Enthemmung, Perseverationen und Ablenkbarkeit, Störungen im sozialen Verhalten, emotionaler Indifferenz und Verlust der Krankheitseinsicht kennzeichnet. Weiterhin gibt es die primär progressive Aphasie, bei

---

[14] *Berlin-Institut für Bevölkerung und Entwicklung* (2011), S. 9
[15] *Förstl/Bickel/Perneczky* (2018), S. 5
[16] Vgl. *Förstl/Bickel/Perneczky* (2018), S. 4

der Sprachstörungen (Agrammatismus, Paraphasien oder Benennstörungen) im Vordergrund stehen. Als dritte Variante kann semantische Demenz festgestellt werden. Hier handelt es sich um eine Sprachstörung mit inhaltsarmer Spontansprache; oft kommt es zu einem Verlust des Wissens über die Wortbedeutung.[17]

Die frontotemporalen Demenzen verlaufen langsam schleichend; die Pathologie spielt sich hauptsächlich in den Frontal- und Temporallappen ab.

Insgesamt kommen die frontotemporalen Demenzen lediglich 10- bis 100-mal seltener vor als die Alzheimer-Demenzen, weshalb auf weitere Erläuterungen an dieser Stelle verzichtet wird.[18]

Vaskuläre Demenz

„Die vaskuläre Demenz beschreibt ein Konzept, das als Oberbegriff eine Vielzahl zerebrovaskulärer Erkrankungen umfasst, welche mit kognitiven Störungen bzw. Ausbildung einer manifesten Demenz einhergehen können. Diese umfassen pathogenetisch so heterogene Krankheitsprozesse wie Territorialinfarkte, multiple embolische Infarkte, strategische Infarkte, hämodynamische Infarkte, zerebrale Blutungen oder die zerebrale Mikroangiopathie."[19]

Die Symptome der kognitiven Störung entwickeln sich hier innerhalb von drei Monaten nach dem Schlaganfall. Über bildgebende Verfahren kann die zerebrovaskuläre Erkrankung nachgewiesen werden.

Statistisch betrachtet leiden ungefähr 65% der Betroffenen an Alzheimer-Demenz. An vaskulärer Demenz erkrankt sind in etwa 15%. Ebenfalls ca. 15% der Betroffenen leiden unter Mischformen dieser beiden. Nur ca. 5% leiden unter den sekundären Demenzen. Nicht in allen Fällen ist eine Zuordnung eindeutig möglich, daher schwanken die Zahlen der statistischen Erhebungen.[20]

„Die sekundäre Demenz tritt in Verbindung mit anderen zerebralen Erkrankungen, z.B. Parkinson-Syndrom, Multiple Sklerose, Creutzfeldt-Jakob-Krankheit, Hirntumoren, im

---

[17] Vgl. *Block* (2018), S. 140
[18] Vgl. *Förstl/Bickel/Perneczky* (2018), S. 8
[19] *Dichgans/Peters* (2010), S. 1246
[20] Vgl. *Berlin-Institut für Bevölkerung und Entwicklung* (2011), S. 9

Zusammenhang mit metabolisch-toxischen Einflüssen, z.B. Hyper-, Hypothyreose, Alkoholabhängigkeit oder infektiösen Erkrankungen, z.B. HIV-Erkrankung, Syphillis, auf."[21]

Da die Ursache bei den sekundären Demenzen in der vorausgehenden Erkrankung liegt, sind diese im Vergleich teilweise reversibel. Es ergeben sich jeweils unterschiedliche Verlaufsformen und Therapieansätze, die im Rahmen dieser Hausarbeit nicht weiter thematisiert werden.

Nachfolgend wird die Diagnostik am Beispiel der Alzheimer-Demenz beschrieben, da diese die häufigste dementielle Form darstellt.

2.2. Diagnostik von Alzheimer-Demenz

Um eine Alzheimer-Demenz diagnostizieren zu können, muss wie unter Punkt 2.1. erläutert eine Gedächtnisstörung, mindestens eine weitere kognitive Leistungsstörung sowie dadurch gegeben eine Alltagseinschränkung für mindestens sechs Monate vorliegen. Das Bewusstsein ist nicht beeinträchtigt und andere Gründe wie bspw. das Vorliegen eines Delirs müssen ausgeschlossen werden können.

Zu Beginn der Diagnostik sollte eine Anamneseerhebung hinsichtlich der körperlichen, psychischen und emotionalen Symptomatik, „des zeitlichen Krankheitsverlaufs, bestehenden Vorerkrankungen und vaskulären Risikofaktoren, die Medikamentenanamnese sowie die Familien- und Sozialanamnese"[22] erfolgen.

Nach Dichgans und Peters (2010) ist weiterhin „eine detaillierte körperliche Untersuchung hinsichtlich des Vorliegens kardiovaskulärer Erkrankungen bzw. Risikofaktoren (u.a. arterieller Hypertonie, Diabetes mellitus, koronare Herzerkrankung, Vorhofflimmern, Herzinsuffizienz)" (S. 1250) wichtig. Zudem sollte eine neurologische Untersuchung stattfinden, um die Ursachen kognitiver Störungen wie bspw. Anzeichen vorangegangener Schlaganfälle oder anderer neurologischer Erkrankungen wie z.B. Parkinson zu erkennen.[23]

---

[21] *Paula* (2014), S. 129
[22] *Dichgans/Peters* (2010), S. 1250
[23] Vgl. *Rösler* (2009a), S. 131 f.

Neben der körperlichen Untersuchung sind neuropsychologische und kognitive Testverfahren wie bspw. der Uhrentest, der Mini-Mental-Status-Test oder auch die Übungen der Demenz-Detektions-Test- (DEMTECT-) oder CERAD-Plus-Testbatterie („consortium to establish a registry for Alzheimer's disease") anzuwenden.[24] In der Psychopathologie sind Hinweise auf Depression und Halluzinationen ernst zu nehmen.

Nach Zusammenführung der Testergebnisse wird die Verdachtsdiagnose Demenzsyndrom gestellt.

Es finden weiterhin oftmals verschiedene Laboruntersuchungen statt, in denen das Blutbild, der Vitamin-B12-Spiegel, Elektrolytwerte etc. überprüft werden sowie zerebrale bildgebende Verfahren wie bspw. die kraniale Magnetresonanztomographie (cMRT), kraniale Computertomographie (CCT) oder funktionelle bildgebende Verfahren wie bspw. die Positronenemissionstomographie (PET) für kompliziertere Differenzialdiagnosen statt.[25]

Genetische Analysen sind darüber hinaus eher selten und werden lediglich bei hochgradigem Verdacht auf familiäre Demenzerkrankungen in Erwägung gezogen.

Nach diesen Untersuchungen kann eine exakte Diagnose gestellt werden.

Im ICD-10 sind die Demenzen in den Diagnosen F00-F03 verschlüsselt. Die Alzheimer-Demenz findet sich in der Diagnose F00. Ergänzend wird darauf hingewiesen, dass sich vaskuläre Demenzen unter F01, sekundäre Demenzen unter F02 und nicht näher bezeichnete Demenzen unter F03 finden lassen. Der Vollständigkeit halber wird darauf hingewiesen, dass die Alterssenilität mit der Diagnose R54 und ein Delir mit F05 des ICD-10 geschlüsselt werden würde.[26]

Nachfolgend wird beschrieben, inwieweit sich die Alzheimer-Demenz behandeln lässt und worauf insbesondere geachtet werden sollte.

---

[24] Vgl. *Eschweiler et al* (2010), S. 680 f.
[25] Vgl. *Rösler* (2009a), S. 133
[26] Vgl. *DIMDI* (2018)

2.3. Behandlung von Alzheimer-Demenz

Besonders wichtig ist, die Betroffenen und Angehörigen über den Verlauf und das Ausmaß der Erkrankung aufzuklären, damit sie mit den Anforderungen sowie seelischen und körperlichen Belastungen umzugehen lernen.

Block (2018) empfiehlt bei der Kommunikation mit dem Patienten störende Einflüsse wie etwa das Radio oder den Fernseher zu reduzieren bzw. auszuschalten. Solange es möglich ist, sollten dem Dementen Aufgaben übertragen werden, die sich nach den erhaltenen Fähigkeiten richten. Dahingehend ist immer wieder zu überprüfen, ob der Demenzkranke den Anforderungen noch gerecht werden kann, denn er sollte nicht überfordert und somit frustriert werden. (S. 138)

„In den Anfangsstadien einer Demenz, insbesondere der Alzheimer-Erkrankung, können Gedächtnishilfen (Uhr, Tagebuch, elektronische Erinnerungshilfen) nützlich sein. Kognitive Aktivierungen zur Nutzung der vorhandenen Fähigkeiten in Form von Ergo-, Musik- und Bewegungstherapie sind motivierend und wirken sich auf Verhaltensstörungen günstig aus."[27] Auf explizites Gedächtnistraining sollte verzichtet werden; der therapeutische Effekt ist bislang zweifelhaft.

Eine ausreichende Flüssigkeitszufuhr und insoweit möglich viel Bewegung, auch in der Natur, sind angeraten.

Zur medikamentösen Behandlung kognitiver Defizite stehen nach der Pharmakotherapie aktuell zwei Möglichkeiten zur Verfügung: „die Verbesserung der cholinergen Neurotransmission mit Cholinesterasehemmern und die Regulierung der glutamatergen Neurotransmission mit Memantin. Memantin ist ein Glutamatantagonist am NMDA-Rezeptor. Die Cholinesterasehemmer Donepezil, Galantamin und Rivastigmin verhindern den raschen Abbau des nur noch vermindert zu Verfügung stehenden Acetylcholins im synaptischen Spalt. [...] Aufgrund der unterschiedlichen und sich ergänzenden pharmakologischen Wirkprinzipien kann die Kombination von Memantin und einem Cholinesterasehemmer sinnvoll sein."[28]

---

[27] *Rösler* (2009a), S. 135
[28] *Förstl/Bickel/Perneczky* (2018), S. 14 f.

Wichtig ist hier zu wissen, dass die Symptome des natürlichen Krankheitsverlaufes durch diese Medikamente lediglich um sechs bis zwölf Monate verschoben werden. Es findet damit lediglich eine Parallelverschiebung des Krankheitsverlaufs und keine Heilung der Ursache oder Symptome statt. Außerdem ist der Krankheitsverlauf individuell so variabel, dass keine zuverlässige Prognose über den weiteren Verlauf gestellt werden kann.[29]

Unter besonderer Beachtung der Nebenwirkungen können auch Antidepressiva oder Neuroleptika eingesetzt werden. Benzodiazepine, tri- und tetrazyklische Antidepressiva sowie alle anderen anticholinerg wirksamen Substanzen sollten vermieden werden, da sie die Demenz hinsichtlich der Verwirrtheitszustände verstärken können.[30]

Die bereits beschriebenen Störungen des Erlebens und Verhaltens können sich als Nebeneffekt durch die Behandlung mit Antidementiva oder durch weitere verhaltenstherapeutische Interventionen, welche die kognitive Leistung anheben, verbessern. Ansatzpunkt sind hierbei die Veränderung verschiedener Stressoren, welche die Symptome hervorrufen sowie Training und optimale Unterstützung der kognitiven Leistungsfähigkeit.

Zur Bestimmung und Überprüfung der kognitiven Leistungsabnahme kann bei der Alzheimer-Demenz bspw. regelmäßig der Mini-Mental-Status-Test verwendet werden. In der Anfangsphase ist hier mit einer Abnahme von 0 bis 5 Punkten pro Jahr sowie in der mittleren Phase von 2,5 bis 10 Punkten pro Jahr zu rechnen.[31]

Alzheimer-Demenz gilt bislang fortweilend als irreversible Störung, sodass sich zwar kurzfristig die kognitive Symptomatik verbessern kann, sich langfristig das Fortschreiten der Erkrankung jedoch nicht verhindert lässt.

---

[29] Vgl. *Förstl/Bickel/Perneczky* (2018), S. 15
[30] Vgl. *Block* (2018), S. 138 f.
[31] Vgl. *Förstl/Bickel/Perneczky* (2018), S. 5

3. Fallstudie: Verdachtsdiagnose Demenz sowie weitere Untersuchungen für einen 72-jährigen verwirrten Rentner ohne körperliche Auffälligkeiten

3.1. Beschreibung der Ausgangssituation

Ein 72-jähriger Rentner stellt sich in Begleitung seiner Ehefrau in der Klinik vor. Die Ehefrau berichtet, dass sich der Zustand des Mannes seit zweieinhalb Jahren stetig verschlechtere: er verlege ständig seine Autoschlüssel, halte Termine nicht ein und ist oft erkennbar verwirrt. Die Namen von Freunden und Bekannten fallen ihm nicht mehr ein. Im Sommerurlaub habe er nicht mehr ins Hotel zurückgefunden und man fand ihn später in einem anderen Hotel sitzend. Die körperliche Untersuchung ist unauffällig.

Wesentliche Fakten hieraus sind das Alter des Mannes (72 Jahre alt), sein Geschlecht, seine Rentnereigenschaft und die Einschätzung der Ehefrau in der täglichen Beobachtung, dass sich sein Zustand seit zweieinhalb Jahren stetig verschlechtert. Sie beschreibt aus ihrer Beobachtung heraus, dass er sich nicht mehr daran erinnern kann, wohin er Dinge ablegt sowie Namen von Freunden und Bekannten vergisst. Da nähere Zeitangaben nicht gemacht werden, ist unklar ob der Ablageort sowie Namen von bspw. neu kennen gelernten Bekannten bereits binnen Sekunden wieder aus seinem Gedächtnis entschwunden sind oder erst zu einem späteren Zeitpunkt, wenn er wieder auf diese Informationen zugreifen will.

Termine hält er teilweise nicht ein, unklar ist jedoch ob es daran liegt, dass er den Termin vergisst oder lediglich mit der Zeitwahrnehmung und dem Zeitmanagement bzw. dahingehend Prioritätensetzung Probleme entwickelt hat. Weiterhin fand er im Sommerurlaub nicht mehr an den Ausgangsort zurück und wartete in einem anderen Hotel sitzend ab. Hierzu fehlen Informationen, ob sich der Mann darüber bewusst war, dass er sich in einem anderen Hotel befindet, Anstrengungen unternahm um ins richtige Hotel zurück zu finden und ob ggf. weitere Gründe wie z.B. Ängste vorlagen, weshalb er eben diese Anstrengung nicht oder nur in geringem Maß unternommen hat.

Oftmals ist der Rentner erkennbar verwirrt, es fehlen jedoch weitere Informationen hinsichtlich welcher Thematiken, in welchen Situationen und inwiefern dies für den Mann und die Ehefrau jeweils erkennbar wird.

Bei der Schilderung handelt es sich im weitesten Sinne um die Einschätzungen und Annahmen der Ehefrau, die ihren Mann als Außenstehende beobachtet. Die Selbsteinschätzung des Mannes fehlt in der Ausführung gänzlich.

Wesentlich ist auch die Aussage, dass die körperliche Untersuchung unauffällig ist. Es wird jedoch nicht näher spezifiziert, welche körperlichen Untersuchungen bereits stattgefunden haben und als unauffällig beurteilt werden. Weiterhin wird der Zustand des Mannes als sich stetig verschlechternd beschrieben, es besteht daher Grund zur Annahme, dass es abnehmend noch andere Themenbereiche und Tage gibt, bei denen keine Belastungen und dahingehende Einschränkungen spürbar sind.

Im Folgenden wird die beschriebene Ausgangssituation hinsichtlich verschiedener Störungen und dahingehend möglicher Verdachtsdiagnosen analysiert, um darauffolgend weitere, für die entsprechende Diagnose spezifische Untersuchungen festzulegen.

3.2. Situationsanalyse und Verdachtsdiagnostik

Die Auffälligkeiten, dass der Mann ständig seine Autoschlüssel verlegt, anstehende Termine und Namen von Freunden und Bekannten vergisst, können sowohl auf normale Erscheinungen im Zuge der Alterssenilität als auch auf eine Beeinträchtigung des Kurz- und Langzeitgedächtnisses hinweisen.[32] Sporadische Vergesslichkeit ist für Alterssenilität in geringfügigem Rahmen menschlich und nicht pathologisch. Da Informationen zum Ausmaß der Vergesslichkeit im Detail fehlen, kann lediglich besonderer Wert auf die Aussage, dass „ständig" Dinge verlegt werden, gelegt werden. Das sich die Ereignisse häufen, spricht eher für eine pathologische Beeinträchtigung des Kurz- und Langzeitgedächtnisses.

Gleichzeitig ist der Rentner oft erkennbar verwirrt, was geringfügig sowohl für Senilität als auch im stärkeren Maß für eine Beeinträchtigung des Gedächtnisses sprechen kann.

Hinsichtlich des Vergessens von Terminen kann bereits auf eine Beeinträchtigung des zeitlichen Orientierungsvermögens geschlossen werden. Weiterhin hat der Mann im Sommerurlaub die Orientierung verloren und im falschen Hotel gewartet. Der Verlust der

---

[32] Vgl. *Deutsche Alzheimer Gesellschaft e.V.* (2016)

zeitlichen und örtlichen Orientierung, sowie im weiteren Verlauf einer Demenz auch der situativen und autopsychischen Orientierung, ist üblich.[33] Hier liegt demnach eine Störung einer (weiteren) kortikalen Funktion vor. Für Alterssenilität hingegen ist das unüblich. Die Diagnose R54 kann hierdurch voraussichtlich ausgeschlossen werden.

Die von der Ehefrau des Betroffenen beschriebenen Symptome beeinträchtigen erste Alltagsfunktionen sowie das Sozialverhalten und ggf. bereits die Motivation des Betroffenen. Letzteres ist anzunehmen, insofern ihm bewusst war, dass er sich im falschen Hotel befand und wenig bzw. keine Anstrengungen unternommen hat, um das richtige Hotel zu finden.

Gleichzeitig wird das Ehepaar gemeinsam in der Klinik vorstellig und die Ehefrau hat den größeren Redeanteil. Hieraus kann geschlossen werden, dass die Symptome für beide bereits nicht mehr leicht zu händeln sind, sondern Unsicherheiten bzgl. einer möglichen Erkrankung bestehen. Ggf. benötigte der Mann bereits beim Aufsuchen der Klinik und/oder Schildern der Ereignisse Unterstützung, was jedoch anhand der Sachverhaltsbeschreibung nicht nachweisbar ist.

Außerdem beschreibt die Ehefrau einen sich stetig verschlechternden Verlauf und damit pathologischen Abbau vorher vorhandener kognitiver Funktionen. Die Symptome zeigen sich bereits seit zweieinhalb Jahren erkennbar und bestehen damit bereits mehr als sechs Monate.

Ob eine Bewusstseinsbeeinträchtigung, ein Delir oder ursächliche Faktoren hierfür vorliegen, kann mittels der in der Schilderung der Symptomatik genannten Informationen nicht eindeutig festgestellt werden. Es wird aufgrund der zweieinhalb-jährigen Dauer und stetigen Verschlechterung jedoch unterstellt, dass dies nicht der Fall ist, weshalb die Diagnose F05 (Delir) ausgeschlossen werden kann.

Die beschriebenen Auffälligkeiten stellen lediglich Symptome einer Erkrankung dar. Konkrete Auslösesituationen existieren mutmaßlich entsprechend der Schilderung der Ehefrau nicht. Vielmehr ist anzunehmen, dass sich das Auftreten der Symptomatik in den verschiedenen Situationen variabel, jedoch sich zunehmend verschlechternd, gestaltet.

---

[33] Vgl. *Schaade* (2009), S. 20, 22

Die körperliche Untersuchung ist weiterhin unauffällig.

In Anbetracht der geschilderten Symptomatik sowie unter Kapitel 2.1. beschriebenen Erläuterungen liegen die Voraussetzungen für ein Demenzsyndrom vor:

- pathologischer Abbau vorher vorhandener kognitiver Funktionen,
- Störung des Kurz- und Langzeitgedächtnisses sowie
- eine weitere kortikale Störung (hier: Orientierungsvermögen),
- Einschränkungen im Alltag, bei Sozialem und ggf. hinsichtlich der Motivation (letzteres wird unterstellt),
- Symptomatik besteht seit über sechs Monaten,
- es liegt keine Bewusstseinsstörung vor (wird unterstellt) und
- eine unauffällige körperliche Untersuchung.

Als erste Verdachtsdiagnose wird demnach die Diagnose Demenzsyndrom (F00-F03) gestellt.

Es handelt sich hier um eine beginnende Demenz, da erste Störungen und Beeinträchtigungen bereits erkennbar sind und der Rentner bereits täglich in geringem Maße auf Hilfe angewiesen ist, die normale Alltagsbewältigung jedoch (noch) möglich und das Sprachvermögen sowie Erinnerungen des Langzeitgedächtnisses (noch) erhalten sind. So weiß der Rentner noch, sich selbst vorzustellen und seine Ehefrau einzuordnen.

Ein seniler Krankheitsbeginn nach dem 65. Lebensjahr ist dabei üblich. Entsprechend dem Motto "Use it – or lose it" kommt es bei einigen älteren Menschen früher oder später zu einem Abbau kognitiver Fähigkeiten, was mit dem Ausscheiden aus dem Erwerbsleben korrelativ zusammenhängen könnte. Statistisch gesehen lag im Jahr 2015 die Prävalenzrate der über 60-Jährigen in Europa bei durchschnittlich ca. 5,9%.[34]

In weiteren Untersuchungen kann die Demenz hinsichtlich der verschiedenen Formen näher untersucht werden werden. Bereits jetzt lässt sich aufgrund der geschilderten Angaben eine präzisere Verdachtsdiagnose stellen:

---

[34] *Ali et al* (2015), S. 24

Der Rentner weist vorwiegend Gedächtnisprobleme auf. Andere Verhaltensauffälligkeiten wie Apathie, Enthemmung, Ablenkbarkeit, Störungen im sozialen Verhalten, emotionale Indifferenz oder vor allem Sprachstörungen sind entsprechend der Schilderung nicht erwähnt, sodass eine frontotemporale Demenz auszuschließen sein wird.

Es werden keine Hinweise auf einen Schlaganfall oder andere kardiovaskuläre Erkrankungen gegeben; die körperliche Untersuchung war unauffällig. Demnach können auch die vaskulären Demenzen sowie Mischformen zwischen degenerativer und vaskulärer Demenz voraussichtlich ausgeschlossen werden. Diesbezüglich liegen ebenfalls keine Hinweise auf das Vorliegen einer Grunderkrankung wie das Parkinson-Syndrom, Multiple Sklerose, Alkoholabhängigkeit oder infektiösen Erkrankungen etc. vor, sodass ebenso die sekundären Demenzen ausgeschlossen werden können.

Das vorrangig der Gedächtnisverlust sowie eine stetige Verschlechterung dessen seit zweieinhalb Jahren gegeben ist, weist auf die Diagnose der Alzheimer-Demenz hin. Als Verdachtsdiagnose wird demnach die Diagnose F00 gestellt, da diese – auch nach Ausschluss anderer Diagnosen - am wahrscheinlichsten ist.

Um die Verdachtsdiagnose zu bestätigen, sind weitere Untersuchungen notwendig, auf die nachfolgend näher eingegangen wird.

3.3. Weiteres Vorgehen

Zu Beginn sollte wie unter Punkt 2.2. erläutert eine ausführliche Anamnese hinsichtlich der genauen Symptomatik, des zeitlichen Krankheitsverlaufs, Vorerkrankungen und vaskulären Risikofaktoren seiner selbst sowie der Vorfahren (Familienanamnese) sowie zu eingenommenen Medikamenten erfolgen. Hierbei können Indizien für den Ausschluss von Alterssenilität, Delirien sowie verschiedenen Demenz-Formen gesammelt werden.

Bei der körperlichen Untersuchung können kardiovaskuläre Erkrankungen und bei der neurologischen Untersuchung neurologische Erkrankungen ausgeschlossen werden, insofern dies noch nicht erfolgt ist. Damit können vaskuläre Demenzen sowie sekundäre Demenzen aufgrund anderer Grunderkrankungen ausgeschlossen werden. Laboruntersuchungen geben ebenfalls hierüber Aufschluss bzw. schließen ebenfalls Delirien aus.

Im Anschluss sollten mit dem Rentner neuropsychologische und kognitive Testverfahren wie bspw. der Uhrentest, der Mini-Mental-Status-Test, der DEMTEC-Test oder auch verschiedene Übungen der CERAD-Testbatterie angewendet werden, um den Status der kognitiven Leistungsfähigkeit sowie genauer noch die kognitive Störung erfassen zu können.[35]

Damit würde sich aufgrund der Verlaufsschilderung sowie nach tatsächlichem Ausschluss weiterer körperlicher Symptomatik und Ursachen die Diagnose Demenz-Syndrom bestätigen lassen.

Zur Bestätigung der Verdachtsdiagnose Alzheimer-Demenz sollte ein weiteres zerebrales bildgebendes Verfahren wie eben das cMRT oder CCT durchgeführt werden.

3.4. Ergebnis und Evaluation

Anhand der Fallbeschreibung können wichtige Indizien für die Diagnosestellung entnommen werden. Aufgrund des Alters des Patienten, der geschilderten, ausschließlich kognitiven Beeinträchtigungen sowie der Aussage, dass weitere körperliche Untersuchungen unauffällig sind, kann lediglich auf Alterssenilität, ein Delir, Depression, oder am wahrscheinlichsten das Demenzsyndrom geschlossen werden.

Mithilfe einer umfangreichen Anamnese, körperlichen und neurologischen Untersuchungen sowie kognitiven Testverfahren können Einzeldiagnosen ausgeschlossen sowie das Demenzsyndrom als Diagnose bestätigt werden. Bildgebende Verfahren spezifizieren auf eine konkrete Diagnose, im Fallbeispiel höchstwahrscheinlich auf Alzheimer-Demenz.

Die für die Diagnose Demenz durchzuführenden Untersuchungen sind multifaktoriell, sodass auf verschiedenen Ebenen wie bspw. der physiologischen, kognitiven, psychologisch-emotionalen Ebene konkrete Symptome nachweislich gegeben sein müssen, sodass insbesondere Abnormitäten, die auf andere Diagnosen schließen lassen, besondere Beachtung zu schenken ist.

---

[35] Weiterführende Informationen zu den genannten Testverfahren können bspw. *Eschweiler et al* (2010), S. 680 f. entnommen werden.

4. Diskussion

In der vorliegenden Hausarbeit wird lediglich Grundwissen zum Demenz-Syndrom erläutert. Nicht näher beschrieben werden aus Gründen der Umfänglichkeit die verschiedenen physiologischen und biopsychologischen Vorgänge im Verlauf der Erkrankung sowie der Ablauf der verschiedenen körperlichen, neurologischen und bildgebenden Untersuchungen und kognitiven Testverfahren.

Diese Hausarbeit gibt daher lediglich einen Gesamtüberblick über die Definition und die Formen von Demenz, die Abgrenzung zu weiteren ähnlichen Beschwerdebildern, die Diagnostik und Behandlung. Da Alzheimer-Demenz die am häufigsten vertretene Demenzform darstellt, beschränken sich die meisten Erläuterungen auf diese Form. Beispielhaft werden die Informationen im Rahmen der Fallstudie in Kapitel 3 im diagnostischen Verlauf in die Praxis übertragen.

Die in der Fallbeschreibung genannten Informationen lassen eine eindeutige Abgrenzung zu anderen Beschwerdebildern nicht vollständig zu. Es wurde bereits unter Kapitel 3.1. beschrieben, inwieweit weitere Informationen fehlen. Die Alterssenilität und Delirium konnten als Diagnose mehr oder minder ausgeschlossen werden. Hinsichtlich der Depression wurde aufgrund des Beschwerdebildes auf weitere Erläuterungen verzichtet – in der Praxis wäre auch hier genauer abzugrenzen, inwieweit lediglich kognitive Beeinträchtigungen aufgrund einer Depression vorliegen könnten.

Exemplarisch wurden für die Sicherstellung der Verdachtsdiagnose Entscheidungen getroffen, die sich in der Praxis während der Durchführung der Untersuchungen aufgrund dadurch neu gewonnener, spezifischerer Kenntnisse ggf. revidieren lassen und damit ggf. doch andere Diagnosen ermöglichen.

5. Abschließende Worte und Ausblick

Die praktische Relevanz dieser Hausarbeit und Fallstudie ist vorrangig aufklärend hinsichtlich verschiedener Demenz-Diagnosen, ähnlichen Beschwerdebildern sowie weiterführender Diagnostikmethoden gegeben. Die anfangs allgemein gehaltenen Erläuterungen lassen sich auf einen Einzelfall übertragen, die analysierte Symptomatik ist jedoch nicht ohne weiteres auf die Allgemeinheit übertragbar. Es stellt sich weiterführend die Frage, welche Ergebnisse die verschiedenen Untersuchungen in dem geschilderten Praxisfall bringen würden und inwieweit sich hieraus konkrete Therapie- und Behandlungsmöglichkeiten festlegen lassen, um den Alltag des Betroffenen so lange wie möglich so qualitativ gut wie möglich zu erhalten, unter Nutzung der zur Verfügung gestellten Ressourcen. Sind einzelne Ursachen, Risikofaktoren für eine Verschlechterung sowie der Ist-Zustand eines Betroffenen umfänglicher bestimmt, können den weiteren Prozess präventiv und kurativ begleitende Übungen und Behandlungen individuell bestimmt werden.

Der Großteil der Demenzkranken sowie deren Angehörige leiden unter den bislang irreversiblen Beeinträchtigungen. Hinsichtlich der Diagnosekriterien für die Alzheimer-Demenz wird weitere Forschung betrieben, die ggf. zukünftige Ausführungen im ICD-11 verändern: so können bereits durch die Frühdiagnostik Alzheimer-Erkrankungen ohne manifeste Demenz festgestellt werden. Eine Aufgabe in den nächsten Jahren wird sein, Interventionen für diese leichte kognitive Beeinträchtigung zu entwickeln und dadurch ggf. schlimmere Symptome abzumildern oder die Manifestation der Demenz zu verhindern.[36]

Unser Gesundheitssystem wird hinsichtlich der entstehenden Kosten sowie dem betreuenden Personal bereits derzeit stark belastet. Die Aufklärung über Demenz sowie die Erforschung der Risikofaktoren und Behandlungsmöglichkeiten werden vor allem zum weitmöglichsten Erhalt der Lebensqualität der Menschen sowie zur Sicherung unseres Gesundheitssystems gerade wegen der prognostiziert zukünftig hohen Erkrankungszahlen weiterhin eine präsente Rolle spielen müssen.

---

[36] Vgl. *Eschweiler et al* (2010), S. 682

Abkürzungsverzeichnis

Wenn Abkürzungen verwendet wurden dann ausschließlich diejenigen, die im Duden zu finden sind. Alle anderen wurden im Text erläutert oder ausgeschrieben.

Quellenverzeichnis

Ali, G. et al (2015). The global prevalence of dementia. In Alzheimer´s Disease International (Hrsg.), *The Global Impact of Dementia*. Zugriff am 13.04.2020. Verfügbar unter https://www.alz.co.uk/research/WorldAlzheimerReport2015.pdf

Berlin-Institut für Bevölkerung und Entwicklung (2011). *Demenz-Report*. Zugriff am 15.03.2020. Verfügbar unter https://www.berlin-institut.org/fileadmin/user_upload/Demenz/Demenz_online.pdf

Block, F. (2018). Demenz. In Block, F. (Hrsg.), *Praxisbuch neurologische Pharmakotherapie* (3. überarb. Auflage, S. 137-152). Berlin: Springer Verlag.

Deutsche Alzheimer Gesellschaft e.V. (2016). *Das Wichtigste über die Alzheimer-Krankheit*. Zugriff am 11.04.2020. Verfügbar unter https://www.deutsche-alzheimer.de/die-krankheit/die-alzheimer-krankheit.html

Deutsche Alzheimer Gesellschaft e.V. (2018). *Die Häufigkeit von Demenzerkrankungen (Informationsblatt 1)*. Zugriff am 11.04.2020. Verfügbar unter https://www.deutsche-alzheimer.de/fileadmin/alz/pdf/factsheets/infoblatt1_haeufigkeit_demenzerkrankungen_dalzg.pdf

Dichgans, M./ Peters, N. (2010). *Vaskuläre Demenz*. In Nervenarzt 81/2010 (S. 1245-1255). Zugriff am 07.04.2020. Verfügbar unter https://link.springer.com/content/pdf/10.1007/s00115-009-2848-4.pdf

DIMDI Deutsches Institut für medizinische Dokumentation und Information (24.08.2018). *ICD-10-WHO Version 2019*. Zugriff am 07.04.2020. Verfügbar unter https://www.dimdi.de/static/de/klassifikationen/icd/icd-10-who/kode-suche/htmlamtl2019/

Eschweiler, G. et al (2010). Neue Entwicklungen in der Demenzdiagnostik. In Deutsches Ärzteblatt (01.10.2010, Jg. 107, Heft 39, S. 677-683). Zugriff am 13.04.2020. Verfügbar unter https://www.aerzteblatt.de/archiv/78530/Neue-Entwicklungen-in-der-Demenzdiagnostik

Forstmeier, S./ Roth, T. (2018). *Kognitive Verhaltenstherapie für Patienten mit leichter Alzheimer-Demenz und ihre Angehörigen.* Berlin: Springer Verlag.

Förstl, H./ Bickel, H./ Perneczky, R. (2018). Alzheimer-Demenz und andere degenerative Demenzen. In Berlit, P. (Hrsg.), *Klinische Neurologie* (3. überarb. Auflage). Zugriff am 27.03.2020, Ausschnitt verfügbar unter https://link.springer.com/referenceworkentry/10.1007/978-3-662-44768-0_126-1. Heidelberg: Springer Medizin als Teil des Springer Verlag.

Kruse, A. (2017). *Lebensphase hohes Alter: Verletzlichkeit und Reife.* Berlin: Springer Verlag.

Paula, J. (2014). *Klinische Medizin – Diagnostik und Therapie* (1. Auflage). Riedlingen: Studienbrief der SRH Fernhochschule.

Rothgang, H. et al (2010). Demenz und Pflege. In Barmer GEK (Hrsg.), *Barmer GEK Pflegereport 2010 – Schriftenreihe zur Gesundheitsanalyse Band 5.* Zugriff am 11.04.2020. Verfügbar unter https://www.barmer.de/blob/37516/f8589d5893690d311f2e2502352781b8/data/pdf-pflegereport-2010.pdf. St. Augustin: Asgard-Verlag.

Rösler, A. (2009). Demenzen. In von Renteln-Kruse, W. (Hrsg.), *Medizin des Alterns und des alten Menschen* (2. überarb. und erw. Auflage, S. 129-139). Steinkopff Verlag.

Rösler, A. (2009). Verwirrtheitszustände und Delirien. In von Renteln-Kruse, W. (Hrsg.), *Medizin des Alterns und des alten Menschen* (2. überarb. und erw. Auflage, S. 140-148). Steinkopff Verlag.

Schaade, G. (2009). *Demenz – Therapeutische Behandlungsansätze für alle Stadien der Erkrankung.* Heidelberg: Springer Medizin als Teil des Springer Verlag.

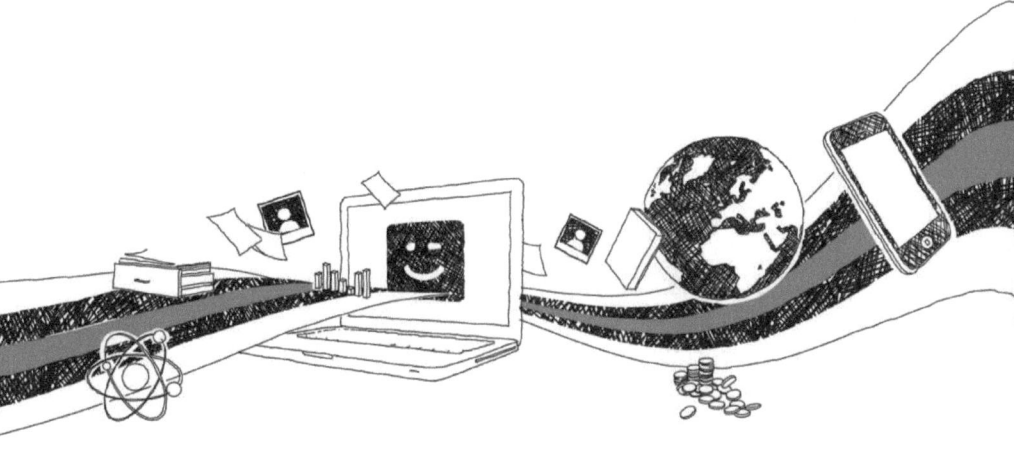
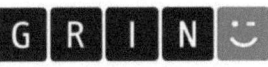